CW01376257

Postres para diabéticos

DELICIOSAS RECETAS DE POSTRES PARA DIABÉTICOS

Tabla de Contenido

INTRODUCCIÓN 6

CAPÍTULO 1.   RECETAS DE POSTRES 11

1. Helado de Calabaza y Banana 11
2. Naranjas Brulee 12
3. Limón y Arándanos Congelados 14
4. Galletas de Mantequilla de Cacahuete de Chocolate ... 15
5. Sorbete de Sandía 16
6. Helado de Fresa y Mango 17
7. Bebida Espumosa de Frutas 19
8. Shots de Tiramisú 20
9. Tarta de Helado y Brownie 21
10. Copas de Mantequilla de Cacahuete 23
11. Pizza de Frutas 24
12. Tarta de Chocolate y Menta 25
13. Mango Asado 26
14. Ciruelas Asadas 27
15. Higos con Miel y Yogur 28
16. Tarta de Chocolate Sin Harina 29
17. Tarta de Frambuesas y Salsa de Chocolate Blanco ... 32
18. Tarta de Lava 34
19. Tarta de Queso 36
20. Tarta con Glaseado de Nata 38
21. Tarta de Nueces y Frutas 40
22. Tarta de Jengibre 43
23. Tarta de Naranja 45
24. Tarta de Limón 47
25. Tarta de Canela 49

26. Magdalena 52
27. Waffles 54
28. Pretzels 57
29. Bocados de Taco con Queso 59
30. Cuadrados de Semillas y Frutos Secos 61
31. Tarta de Queso Cetogénica 63
32. Barras de Coco para Merendar 65
33. Galletas de Semillas de Lino 67
34. Galletas Saladas 69
35. Caramelos Keto Sin Azúcar 71
36. Bombas de Grasa de Coco 73
37. Bolas de Nueces y Frambuesas 75
38. Bolas de Cacao y Coco 77
39. Galletas de Piñones 79
40. Galletas Oreo con Relleno de Queso Crema 81
41. Tarta de Nata Batida 83
42. Tarta de Frutas con Nueces 85
43. Cinnamon and Ginger Cake 87
44. Tarta de Naranja Keto 89
45. Donas Keto 91
46. Batido de Pera con Leche de Coco 93
47. Pudín de Chocolate 94
48. Batido de Frambuesa 96
49. Mousse de Cacao 97
50. Helado de Coco 98

CONCLUSIÓN 101

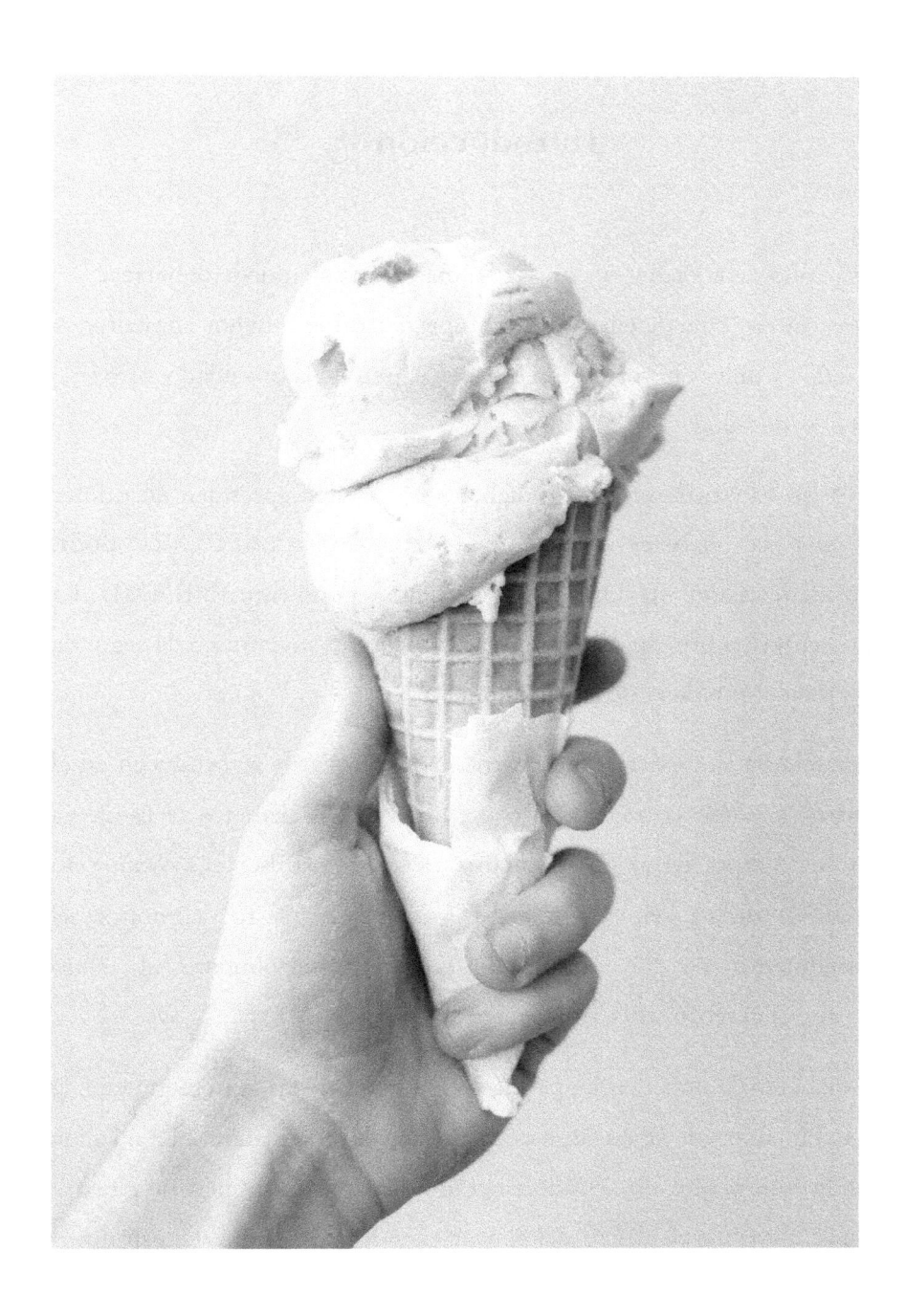

Introducción

El desarrollo de la diabetes a una edad más avanzada puede deberse a diversas causas. Una de ellas es el sobrepeso. Comer muchos alimentos azucarados y dulces no provoca la diabetes, pero sí la obesidad y otros problemas de salud.

Quienes se han enfrentado a la diabetes en su vida aprenden en primer lugar que la diabetes es de tipo 1 o de tipo 2. Es decir, insulinodependiente (IDDM) o no insulinodependiente (NIDDM). La primera enferma principalmente en la infancia o la juventud, y la segunda es más bien compañera de la edad adulta.

Esta distinción es esencial para entender qué procesos se producen en el organismo y cómo corregirlos. Recordamos que la diabetes se llama así porque el cuerpo, en algún momento, deja de absorber el azúcar: y lo deja a la deriva en el torrente sanguíneo. Esto complica el funcionamiento de los órganos internos, principalmente el tejido nervioso y el cerebro. ¿Por qué ocurre esto?

En la diabetes de tipo 1, el culpable es el páncreas. Más concretamente, la parte del mismo que se encarga de la producción de insulina. La insulina es una hormona que, en sentido figurado, lleva las moléculas de glucosa (éste es el nombre científico del azúcar cuando se absorbe del estómago al torrente sanguíneo) bajo los brazos y las "escolta" hasta las células de los tejidos. Sin insulina, la célula permanece cerrada y la glucosa no puede llegar con todas las ganas. Esto es malo tanto para la propia célula como para el organismo en su conjunto. La célula, al carecer de glucosa, pierde su principal fuente de suministro de energía. Todos los procesos en ella se congelan, y la célula se vuelve inviable. Esto se aplica a todas las células que componen nuestros músculos, huesos, vasos sanguíneos y las paredes de los órganos internos.

Por desgracia, en el caso de la diabetes, la previsión de la naturaleza se vuelve contra nosotros. El hecho es que todas las complicaciones de la diabetes se asocian precisamente a ese enfoque diferenciado. Cuando las células de los músculos y del tejido óseo cierran las puertas al azúcar, éste no tiene más remedio que buscar refugio en células más "flexibles". Y toda la explosión energética recae sobre el cerebro y el sistema nervioso. Por eso las personas con diabetes se quejan más a menudo de confusión, de dolores de origen neurológico, y de su visión disminuyendo.

Para corregir este desequilibrio, las personas con diabetes de tipo 1 se ven obligadas a tomar regularmente preparados de insulina, inyectándolos en el cuerpo casi antes de cada comida. Pero también recordamos que existe la diabetes no insulinodependiente, la llamada diabetes de tipo II. Incluso el nombre de la variedad nombrada de la enfermedad implica que la insulina no tiene nada que ver con ella. ¿Qué ocurre en el organismo en este caso?

De hecho, en las personas con diabetes de tipo 2, el páncreas produce insulina regularmente. Pero, por alguna razón, las células simplemente dejan de responder a ella. O bien no les gusta verla, o bien el olor; los científicos aún no lo han averiguado. Para nosotros, el hecho es que, por mucho que se añada insulina al cuerpo, las células no reaccionan a ella. Y entonces todo se desarrolla según el escenario que nos resulta familiar—los órganos internos gritan por la falta de energía, el cerebro bombea glucosa, la glucosa proporciona una explosión de energía, pero no donde se necesita, y más en un círculo. La principal diferencia del segundo tipo de terapia para la diabetes es que aquí se corrige el azúcar en sangre, no con insulina artificial, sino con fármacos que aumentan la resistencia celular.

Tener diabetes de tipo 2 significa que hay que controlar los alimentos que se ingieren y equilibrar la ingesta de carbohidratos y azúcares a lo largo del día.

Es imposible eliminar todo el azúcar de cualquier dieta. Muchos alimentos contienen azúcar de forma natural, como la fruta. Además, nuestro cuerpo convierte todos los carbohidratos en glucosa para obtener energía, que es una palabra elegante para referirse al azúcar en la sangre.

Lo que sí puedes hacer es vigilar la cantidad de azúcar que consumes y asegurarte de evitar los alimentos que llevan azúcar añadido. En el último capítulo, hemos hablado de las etiquetas nutricionales y de cómo entenderlas. Cuando veas el "total de carbohidratos" en una etiqueta, debes saber que este número incluye los carbohidratos complejos, el azúcar y la fibra. Controlar la ingesta de hidratos de carbono es la mejor manera de que un diabético mantenga sus niveles de glucosa dentro de los límites normales.

Como puedes ver, evitar el azúcar por completo no es posible. Según la Asociación Americana del Corazón, el consumo de azúcar debe ser del 10%, o menos, de la ingesta diaria de calorías. Para una dieta de 1.200 calorías al día, debe aspirar a consumir entre 120 y 100 gramos de azúcar o menos.

Puedes aumentar tu energía comiendo alimentos ricos en fibra, proteínas magras y grasas saludables. Además, come comidas más pequeñas a lo largo del día, lo que evitará las ganas de picar alimentos azucarados y evitará que el azúcar en sangre se dispare.

Aquí es donde empieza la diversión. Hace tiempo que se ha observado que, en el caso de la diabetes de tipo 2, el paciente puede rechazar generalmente las pastillas y las inyecciones—si puede elegir una dieta en la que la glucosa entre en el torrente sanguíneo en proporciones y dosis estrictamente dosificadas. El resto de los productos proporcionarán al organismo una existencia óptima. En la diabetes de tipo 1, se puede reducir considerablemente el número de inyecciones de insulina si se respetan los principios de una buena alimentación. Para entender cuáles son estos principios, hay que recordar lo que sabemos sobre la alimentación en general.

Capítulo 1. Recetas de Postres

1. Helado de Calabaza y Banana

Tiempo de Preparación: 5 minutos

Tiempo de Cocción: 10 minutos

Porciones: 4

Ingredientes:

- 15 oz. de puré de calabaza
- 4 bananas, cortadas y congeladas
- 1 cucharadita de especias para tartaes de calabaza
- Pecanas picadas

Instrucciones:

1. Añadir el puré de calabaza, las bananas y la especia de tarta de calabaza en un procesador de alimentos.
2. Triturar hasta obtener una mezcla homogénea.
3. Enfriar en la nevera.
4. Adornar con pecanas.

Nutrición:

- Calorías: 71
- Carbohidratos: 18g
- Proteínas: 1.2g

2. Naranjas Brulee

Tiempo de Preparación: 5 minutos

Tiempo de Cocción: 10 minutos

Porciones: 4

Ingredientes:

- 4 naranjas, cortadas en gajos
- 1 cucharadita de cardamomo molido
- 6 cucharaditas de azúcar moreno
- 1 taza de yogur griego descremado

Instrucciones:

1. Precalentar la parrilla.
2. Colocar las rodajas de naranja en un molde para hornear.
3. En un tazón, mezclar el cardamomo y el azúcar.
4. Espolvorear la mezcla sobre las naranjas. Asar durante 5 minutos.
5. Servir las naranjas con yogur.

Nutrición:

- Calorías: 168
- Carbohidratos: 26.9g
- Proteínas: 6.8g

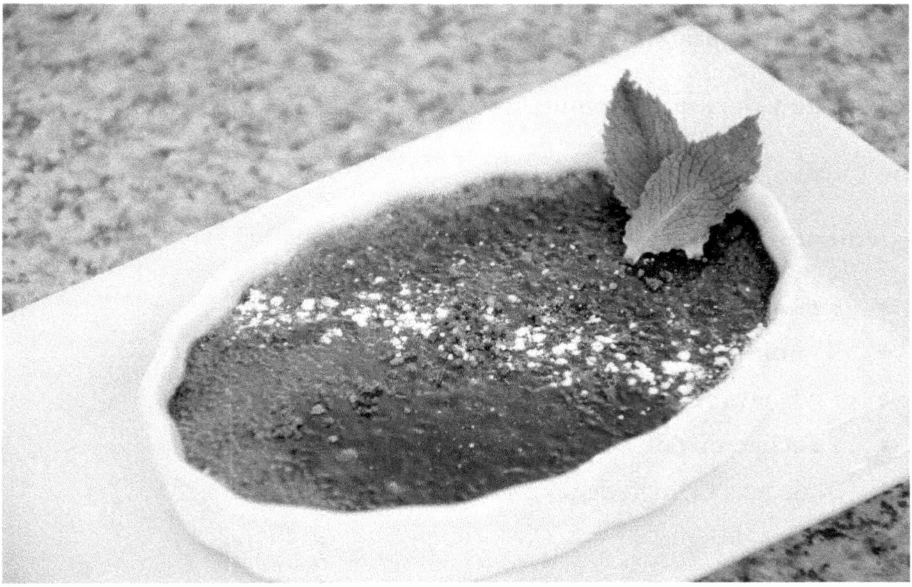

3. Limón y Arándanos Congelados

Tiempo de Preparación: 5 minutos

Tiempo de Cocción: 10 minutos

Porciones: 4

Ingredientes:

- 6 tazas de arándanos frescos
- 8 ramitas de tomillo fresco
- ¾ de taza de azúcar moreno ligero
- 1 cucharadita de ralladura de limón
- ¼ de taza de jugo de limón
- 2 tazas de agua

Instrucciones:

1. Añadir los arándanos, el tomillo y el azúcar en una sartén a fuego medio.
2. Cocinar de 6 a 8 minutos.
3. Pasar la mezcla a una batidora.
4. Retirar las ramitas de tomillo.
5. Revolver el resto de los ingredientes.
6. Triturar hasta que quede suave.
7. Colar la mezcla y congelar durante 1 hora.

Nutrición:

- Calorías: 78
- Carbohidratos: 20g
- Proteínas: 3g

4. Galletas de Mantequilla de Cacahuete y Chispas de Chocolate

Tiempo de Preparación: 5 minutos

Tiempo de Cocción: 10 minutos

Porciones: 4

Ingredientes:

- 1 huevo
- ½ taza de azúcar moreno ligero
- 1 taza de mantequilla de cacahuete natural sin azúcar
- Una pizca de sal
- ¼ de taza de chispas de chocolate negro

Instrucciones:

1. Precalentar su horno a 375°F.
2. Mezclar en un tazón el huevo, el azúcar, la mantequilla de maní, la sal y las chispas de chocolate.
3. Formar las galletas y colocarlas en un molde para hornear.
4. Hornear la galleta durante 10 minutos.
5. Dejar enfriar antes de servir.

Nutrición:

- Calorías: 159
- Carbohidratos: 12g
- Proteínas: 4.3g

5. Sorbete de Sandía

Tiempo de Preparación: 5 minutos

Tiempo de Cocción: 3 minutos

Porciones: 4

Ingredientes:

- 6 tazas de sandía, cortada en cubos
- 14 oz. de leche de almendras
- 1 cucharada de miel
- ¼ de taza de jugo de lima
- Sal al gusto

Instrucciones:

1. Congelar la sandía durante 4 horas.
2. Añadir la sandía congelada y los demás ingredientes a una batidora.
3. Licuar hasta obtener una mezcla homogénea.
4. Pasar a un recipiente con cierre.
5. Sellar y congelar durante 4 horas.

Nutrición:

- Calorías: 132
- Carbohidratos: 24.5g
- Proteínas: 3.1g

6. Helado de Fresa y Mango

Tiempo de Preparación: 5 minutos

Tiempo de Cocción: 10 minutos

Porciones: 4

Ingredientes:

- 8 oz. de fresas, en rodajas
- 12 oz. de mango, cortado en cubos
- 1 cucharada de jugo de lima

Instrucciones:

1. Añadir todos los ingredientes a un procesador de alimentos.
2. Triturar durante 2 minutos.
3. Enfriar antes de servir.

Nutrición:

- Calorías: 70
- Carbohidratos: 17.4g
- Proteínas: 1.1g

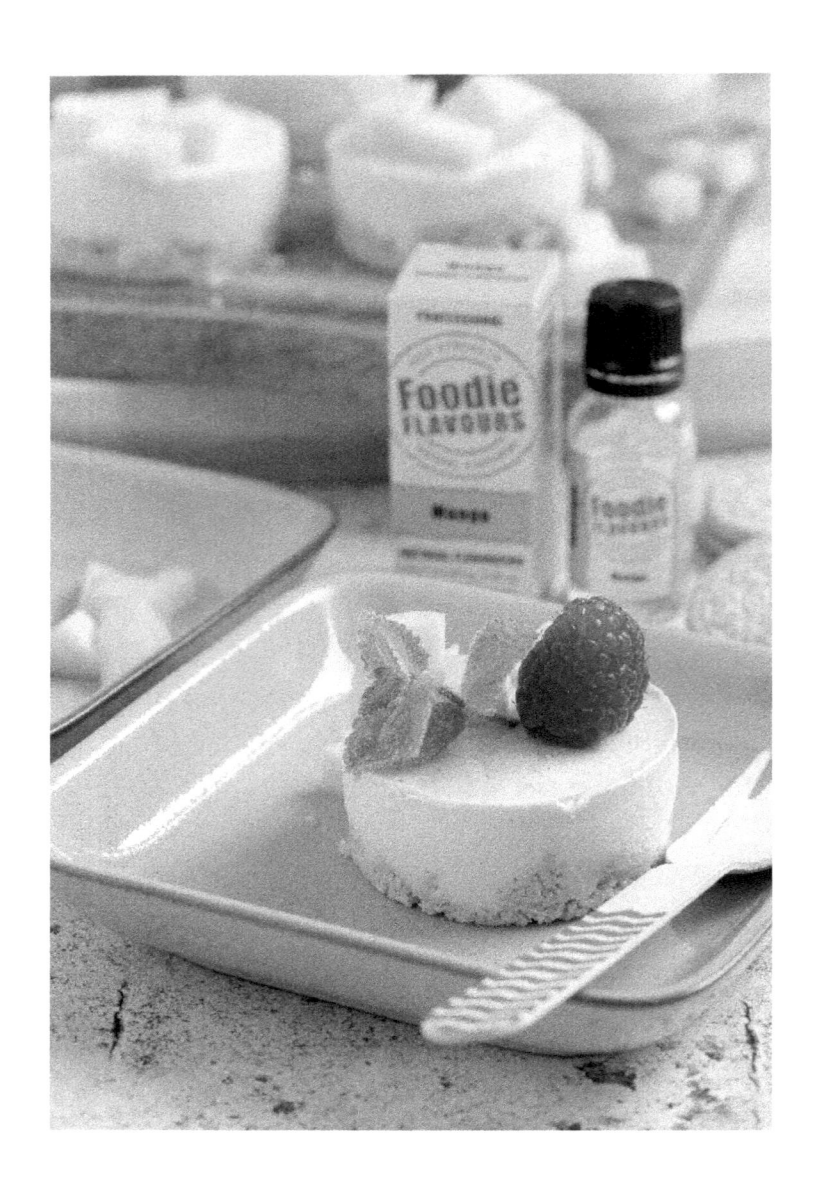

7. Bebida Espumosa de Frutas

Tiempo de Preparación: 5 minutos

Tiempo de Cocción: 10 minutos

Porciones: 4

Ingredientes:

- 8 oz. de jugo de uva sin azúcar
- 8 oz. de jugo de manzana sin endulzar
- 8 oz. de jugo de naranja sin azúcar
- 1 cuarto de galón de ginger ale casero
- Hielo

Instrucciones:

1. Rinde 7 porciones. Mezclar los 4 primeros ingredientes en una jarra. Revolver los cubos de hielo y 9 onzas de la bebida en cada vaso. Servir inmediatamente.

Nutrición:

- Calorías: 60
- Proteínas: 1.1g

8. Shots de Tiramisú

Tiempo de Preparación: 5 minutos

Tiempo de Cocción: 10 minutos

Porciones: 4

Ingredientes:

- 1 paquete de tofu sedoso
- 1 oz. de chocolate negro, picado finamente
- ¼ de taza de sustituto del azúcar
- 1 cucharadita de jugo de limón
- ¼ de taza de café expreso
- Una pizca de sal
- 24 rebanadas de tarta de ángel
- Cacao en polvo (sin azúcar)

Instrucciones:

1. Añadir el tofu, el chocolate, el sustituto del azúcar, el jugo de limón, el café expreso y la sal en un procesador de alimentos.
2. Triturar hasta obtener una mezcla homogénea.
3. Añadir los trozos de tarta de ángel en los vasos de shot.
4. Rociar con el cacao en polvo.
5. Verter la mezcla de tofu por encima.
6. Cubrir con los trozos de tarta de ángel restantes.
7. Enfriar durante 30 minutos y servir.

Nutrición:

- Calorías: 75
- Carbohidratos: 12g
- Proteínas: 2.9g

9. Tarta de Helado y Brownie

Tiempo de Preparación: 5 minutos

Tiempo de Cocción: 10 minutos

Porciones: 4

Ingredientes:

- Spray de cocina
- 12 oz. de mezcla para brownies sin azúcar
- ¼ de taza de aceite
- 2 claras de huevo
- 3 cucharadas de agua
- 2 tazas de helado sin azúcar

Instrucciones:

1. Precalentar el horno a 325°F.
2. Rociar su molde para hornear con aceite.
3. Mezclar la mezcla de brownie, el aceite, las claras de huevo y el agua en un tazón.
4. Verter en el molde para hornear.
5. Hornear durante 25 minutos.
6. Dejar enfriar.
7. Congelar el brownie durante 2 horas.
8. Repartir el helado sobre el brownie.
9. Congelar durante 8 horas.

Nutrición:

- Calorías: 198
- Carbohidratos: 33g
- Proteínas: 3g

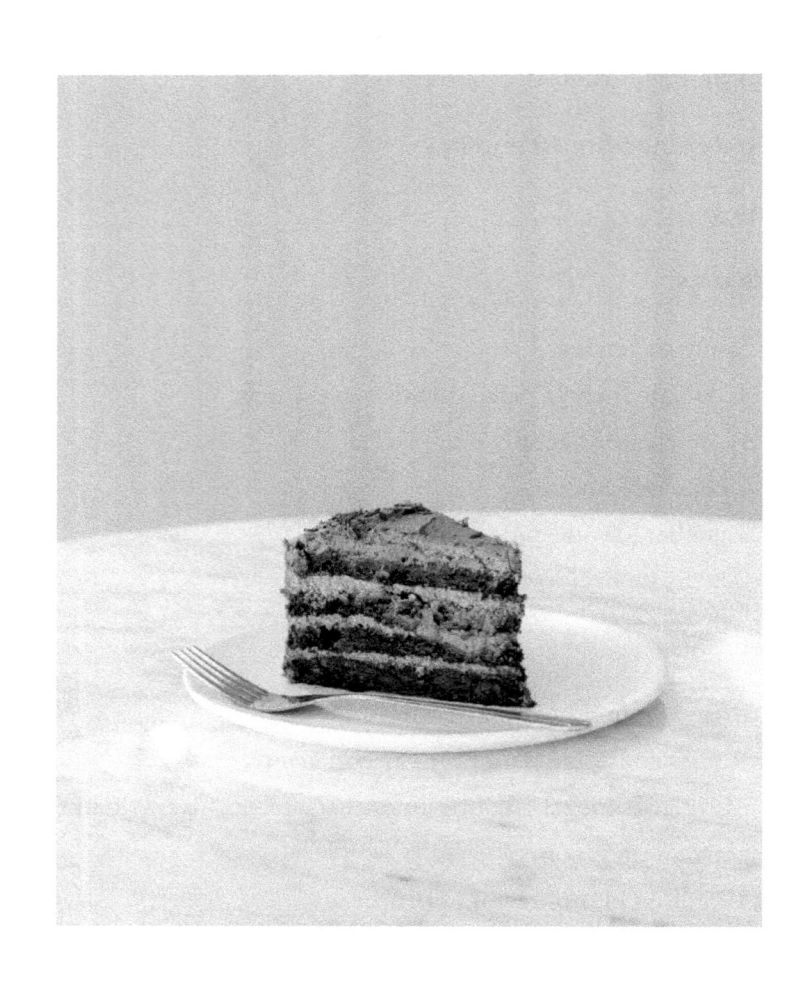

10. Copas de Mantequilla de Cacahuete

Tiempo de Preparación: 5 minutos

Tiempo de Cocción: 10 minutos

Porciones: 4

Ingredientes:

- 1 paquete de gelatina natural
- ¼ de taza de sustituto del azúcar
- 2 tazas de crema sin grasa
- ½ cucharadita de vainilla
- ¼ taza de mantequilla de cacahuete baja en grasas
- 2 cucharadas de cacahuetes sin sal, picados

Instrucciones:

1. Mezclar la gelatina, el sustituto del azúcar y la nata en una cacerola.
2. Dejar reposar durante 5 minutos.
3. Poner a fuego medio y cocinar hasta que la gelatina se haya disuelto.
4. Revolver la vainilla y la mantequilla de maní.
5. Verter en las tazas de flan. Enfriar durante 3 horas.
6. Cubrir con los cacahuetes y servir.

Nutrición:

- Calorías: 171
- Carbohidratos: 21g
- Proteínas: 6.8g

11. Pizza de Frutas

Tiempo de Preparación: 5 minutos

Tiempo de Cocción: 10 minutos

Porciones: 4

Ingredientes:

- 1 cucharadita de jarabe de arce
- ¼ cucharadita de extracto de vainilla
- ½ taza de yogur de leche de coco
- 2 rodajas redondas de sandía
- ½ taza de moras, en rodajas
- ½ taza de fresas, en rodajas
- 2 cucharadas de copos de coco (sin azúcar)

Instrucciones:

1. Mezclar en un tazón el jarabe de arce, la vainilla y el yogur.
2. Repartir la mezcla por encima de la rodaja de sandía.
3. Cubrir con las bayas y los copos de coco.

Nutrición:

- Calorías: 70
- Carbohidratos: 14.6g
- Proteínas: 1.2g

12. Tarta de Chocolate y Menta

Tiempo de Preparación: 5 minutos

Tiempo de Cocción: 10 minutos

Porciones: 4

Ingredientes:

- Spray de cocina
- ⅓ taza de aceite
- Paquete de 15 onzas de mezcla para tarta de chocolate
- 3 huevos batidos
- 1 taza de agua
- ¼ cucharadita de extracto de menta

Instrucciones:

1. Rociar la olla de cocción lenta con aceite.
2. Mezclar todos los ingredientes en un tazón.
3. Utilizar una batidora eléctrica a velocidad media para mezclar los ingredientes durante 2 minutos.
4. Verter la mezcla en la olla de cocción lenta.
5. Tapar la olla y cocinar a fuego lento durante 3 horas.
6. Dejar enfriar antes de cortar y servir.

Nutrición:

- Calorías: 185
- Carbohidratos: 27g
- Proteínas: 3.8g

13. Mango Asado

Tiempo de Preparación: 5 minutos

Tiempo de Cocción: 10 minutos

Porciones: 4

Ingredientes:

- 2 mangos, cortados en rodajas
- 2 cucharaditas de jengibre cristalizado, picado
- 2 cucharaditas de ralladura de naranja
- 2 cucharadas de copos de coco (sin azúcar)

Instrucciones:

1. Precalentar el horno a 350°F.
2. Añadir las rodajas de mango en las tazas de flan.
3. Cubrir con el jengibre, la ralladura de naranja y los copos de coco.
4. Hornear durante 10 minutos.

Nutrición:

- Calorías: 89
- Carbohidratos: 20g
- Proteínas: 0.8g

14. Ciruelas Asadas

Tiempo de Preparación: 5 minutos

Tiempo de Cocción: 10 minutos

Porciones: 4

Ingredientes:

- Spray de cocina
- 6 ciruelas, cortadas en rodajas
- ½ taza de jugo de piña (sin azúcar)
- 1 cucharada de azúcar moreno
- 2 cucharadas de azúcar moreno
- ¼ cucharadita de cardamomo molido
- ½ cucharadita de canela molida
- ⅛ cucharadita de comino molido

Instrucciones:

1. Combinar todos los ingredientes en un molde para hornear.
2. Asar en el horno a 450°F durante 20 minutos.

Nutrición:

- Calorías: 102
- Carbohidratos: 18.7g
- Proteínas: 2g

15. Higos con Miel y Yogur

Tiempo de Preparación: 5 minutos

Tiempo de Cocción: 10 minutos

Porciones: 4

Ingredientes:

- ½ cucharadita de vainilla
- 8 oz. de yogur sin grasa
- 2 higos, cortados en rodajas
- 1 cucharada de nueces picadas y tostadas
- 2 cucharaditas de miel

Instrucciones:

1. Revolver la vainilla en el yogur.
2. Mezclar bien.
3. Cubrir con los higos y espolvorear con las nueces.
4. Rociar con miel y servir.

Nutrición:

- Calorías: 157
- Carbohidratos: 24g
- Proteínas: 7g

16. Tarta de Chocolate Sin Harina

Tiempo de Preparación: 10 minutos

Tiempo de Cocción: 45 minutos

Porciones: 6

Ingredientes:

- ½ taza de estevia
- 12 oz. de chocolate para hornear sin azúcar
- 2/3 de taza de ghee
- 1/3 taza de agua tibia
- ¼ cucharadita de sal
- 4 huevos grandes de pastura
- 2 tazas de agua hirviendo

Instrucciones:

1. Forrar el fondo de un molde desmontable de 9 pulgadas con un papel pergamino.
2. Calentar el agua en una olla pequeña; luego agregar la sal y la stevia sobre el agua hasta esperar que la mezcla se disuelva completamente.
3. Derretir el chocolate para hornear en una caldera doble o simplemente en el microondas durante unos 30 segundos.
4. Mezclar el chocolate derretido y la mantequilla en un tazón grande con una batidora eléctrica.
5. Batir la mezcla caliente; a continuación, cascar el huevo y batir después de añadir cada uno de los huevos.
6. Verter la mezcla obtenida en su bandeja de molde desmontable preparada.

7. Envolver la bandeja desmontable con un papel de aluminio.
8. Colocar el molde desmontable en una bandeja para tarta grande y añadir agua hirviendo hasta el exterior; asegurarse de que la profundidad no supere 1 pulgada.
9. Hornea la tarta al baño María durante unos 45 minutos a una temperatura de unos 350°F.
10. Retirar la bandeja del agua hirviendo y transferirla a una rejilla para que se enfríe.
11. Dejar enfriar la tarta durante una noche en la nevera.

Nutrición:

- Calorías: 295
- Carbohidratos: 6g
- Fibra: 4g

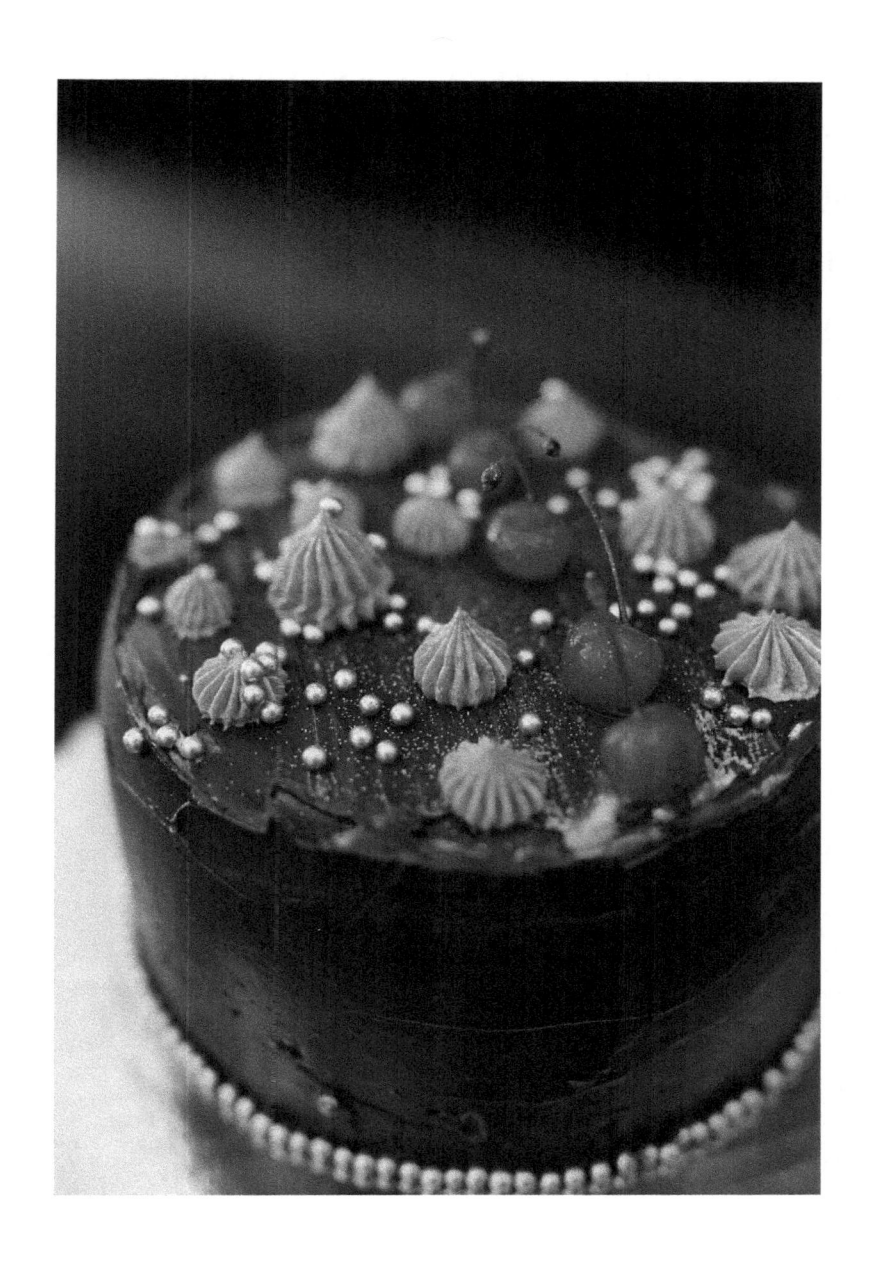

17. Tarta de Frambuesas con Salsa de Chocolate Blanco

Tiempo de Preparación: 15 minutos

Tiempo de Cocción: 60 minutos

Porciones: 5

Ingredientes:

- 5 oz. de mantequilla de cacao derretida
- 2 oz. de ghee alimentado con hierba
- ½ taza de crema de coco
- 1 taza de harina de plátano verde
- 3 cucharaditas de vainilla pura
- 4 huevos grandes
- ½ taza de fruta monje Lakanto
- 1 cucharadita de polvo de hornear
- 2 cucharaditas de vinagre de sidra de manzana
- 2 taza de frambuesas

Para la Salsa de Chocolate Blanco:

- 3 ½ onzas de mantequilla de cacao
- ½ taza de crema de coco
- 2 cucharaditas de extracto puro de vainilla
- 1 pizca de sal

Instrucciones:

1. Precalentar el horno a una temperatura de unos 280°F.
2. Combinar la harina de plátano verde con el extracto puro de vainilla, la levadura en polvo, la crema de coco, los huevos, el vinagre de sidra y la fruta del monje y mezclar muy bien.

3. Dejar las frambuesas a un lado y forrar un molde para tartaes con un papel para hornear.
4. Verter la masa en el molde y esparcir las frambuesas por encima dla tarta.
5. Introducir la bandeja en el horno y hornear durante unos 60 minutos; mientras tanto, preparar la salsa.

Para la Salsa:

6. Combinar la crema de cacao, el extracto de vainilla, la mantequilla de cacao y la sal en un cazo a fuego lento.
7. Mezclar todos los ingredientes con un tenedor para asegurarse de que la mantequilla de cacao se mezcla muy bien con la crema.
8. Retirar del fuego y apartar para que se enfríe un poco, pero sin dejar que se endurezca.
9. Rociar con la salsa de chocolate.
10. Esparcir más frambuesas sobre la tarta.
11. Cortar la tarta en trozos; ¡servirla y disfrutarla!

Nutrición:

- Calorías: 323
- Carbohidratos: 9.9g
- Fibra: 4g

18. Tarta de Lava

Tiempo de Preparación: 10 minutos

Tiempo de Cocción: 10 minutos

Porciones: 2

Ingredientes:

- 2 onzas de chocolate negro; debes utilizar al menos un chocolate con un 85% de sólidos de cacao
- 1 cucharada de harina de almendra superfina
- 2 oz. de mantequilla de almendras sin sal
- 2 huevos grandes

Instrucciones:

1. Calentar el horno a una temperatura de unos 350°F.
2. Engrasar 2 ramequines a prueba de calor con mantequilla de almendras.
3. Ahora, derretir el chocolate y la mantequilla de almendras y revolver muy bien.
4. Batir muy bien los huevos con una batidora.
5. Añadir los huevos a la mezcla de chocolate y mantequilla y mezclar muy bien con la harina de almendras y el swerve; luego revolver.
6. Verter la masa en 2 ramequines.
7. Hornear durante unos 9 o 10 minutos.
8. Dar la vuelta a los tartaes en los platos y servir con granos de granada.

Nutrición:

- Calorías: 459
- Carbohidratos: 3.5g
- Fibra: 0.8g

19. Tarta de Queso

Tiempo de Preparación: 15 minutos

Tiempo de Cocción: 50 minutos

Porciones: 6

Ingredientes:

Para la Corteza de Tarta de Queso de Harina de Almendra:

- 2 tazas de harina de almendra blanqueada
- 1/3 taza de mantequilla de almendras
- 3 cucharadas de eritritol (en polvo o granulado)
- 1 cucharadita de extracto de vainilla

Para el Relleno de Tarta de Queso Keto:

- 32 oz. de queso crema ablandado
- 1 ¼ tazas de eritritol en polvo
- 3 huevos grandes
- 1 cucharada de jugo de limón
- 1 cucharadita de extracto de vainilla

Instrucciones:

1. Precalentar el horno a una temperatura de unos 350°F.
2. Engrasar un molde desmontable de 9" con spray de cocina o simplemente forrar su fondo con un papel pergamino.

3. Para hacer la corteza de la tarta de queso, revolver en un tazón grande la mantequilla derretida, la harina de almendras, el extracto de vainilla y el eritritol.
4. La masa quedará un poco desmenuzada; así que, presionarla en el fondo de tu bandeja preparada.
5. Hornear durante unos 12 minutos; luego dejar enfriar durante unos 10 minutos.
6. Mientras tanto, batir el queso crema ablandado y el edulcorante en polvo a baja velocidad hasta que quede suave.
7. Introducir los huevos y batirlos a velocidad baja o media hasta que queden esponjosos. Asegurarse de añadirlos de uno en uno.
8. Añadir el jugo de limón y el extracto de vainilla y mezclar a velocidad baja o media con la batidora.
9. Verter el relleno en el molde justo encima de la corteza. Puedes utilizar una espátula para alisar la parte superior dla tarta.
10. Hornear durante unos 45 a 50 minutos.
11. Retirar la tarta de queso horneada del horno y pasar un cuchillo alrededor del borde.
12. Dejar enfriar la tarta durante unas 4 horas en la nevera.
13. ¡Servir y disfrutar de tu deliciosa tarta de queso!

Nutrición:

- Calorías: 325
- Carbohidratos: 6g
- Fibra: 1g

20. Tarta con Glaseado de Nata

Tiempo de Preparación: 20 minutos

Tiempo de Cocción: 25 minutos

Porciones: 7

Ingredientes:

- ¾ de taza de harina de coco
- ¾ de taza de edulcorante Swerve
- ½ taza de cacao en polvo
- 2 cucharaditas de polvo de hornear
- 6 huevos grandes
- 2/3 de taza de nata para montar
- ½ taza de nuez de almendra derretida

Para el glaseado de nata:

- 1 taza de nata para montar
- ¼ de taza de edulcorante Swerve®.
- 1 cucharadita de extracto de vainilla
- 1/3 taza de cacao en polvo tamizado

Instrucciones:

1. Precalentar el horno a una temperatura de unos 350°F.
2. Engrasar una bandeja para tartaes de 8x8 con aceite en aerosol.

3. Añadir la harina de coco, el edulcorante Swerve; el cacao en polvo, la levadura en polvo, los huevos, la mantequilla derretida; y combinar muy bien con una batidora eléctrica o de mano.
4. Verter la masa en la bandeja de la tarta y hornear durante unos 25 minutos.
5. Retirar la bandeja del horno y dejar que se enfríe durante unos 5 minutos.

Para el Glaseado:

6. Batir la nata hasta que quede esponjosa; a continuación, añadir el Swerve, la vainilla y el cacao en polvo.
7. Añadir el Swerve, la vainilla y el cacao en polvo; luego continuar mezclando hasta que los ingredientes estén muy bien combinados.
8. ¡Confeccionar la tarta con el glaseado!

Nutrición:

- Calorías: 357
- Carbohidratos: 11g
- Fibra: 2g

21. Tarta de Nueces y Frutas

Tiempo de Preparación: 15 minutos

Tiempo de Cocción: 20 minutos

Porciones: 7

Ingredientes:

- ½ taza de mantequilla de almendras (ablandada)
- ¼ taza de eritritol granulado Nourished
- 1 cucharada de canela molida
- ½ cucharadita de nuez moscada molida
- ¼ cucharadita de clavo de olor molido
- 4 huevos grandes de pastura
- 1 cucharadita de extracto de vainilla
- ½ cucharadita de extracto de almendra
- 2 tazas de harina de almendra
- ½ taza de nueces picadas
- ¼ taza de arándanos secos sin azúcar
- ¼ de taza de pasas sin semillas

Instrucciones:

1. Precalentar el horno a una temperatura de unos 350°F y engrasar un molde de 8 pulgadas de forma redonda con aceite de coco.

2. Batir el eritritol granulado a alta velocidad hasta que quede esponjoso.
3. Añadir la canela, la nuez moscada y el clavo de olor; a continuación, batir los ingredientes hasta que queden suaves.
4. Incorporar los huevos y batir muy bien añadiendo de uno en uno, además del extracto de almendra y la vainilla.
5. Batir la harina de almendras hasta que se forme una masa homogénea y luego incorporar las nueces y la fruta.
6. Repartir la mezcla en el molde preparado y hornear durante unos 20 minutos.
7. Retirar la tarta del horno y dejarla enfriar durante unos 5 minutos.
8. Espolvorear la tarta con el eritritol en polvo.

Nutrición:

- Calorías: 250
- Grasa: 12g
- Proteínas: 2g

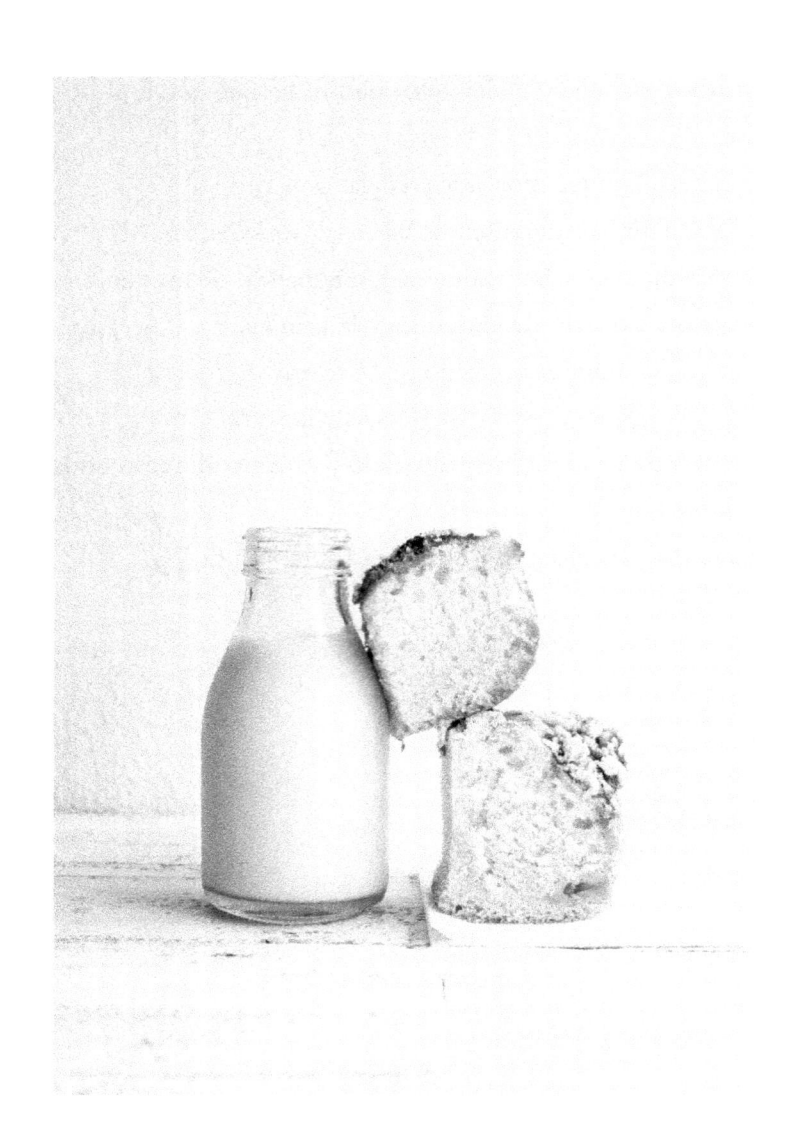

22. Tarta de Jengibre

Tiempo de Preparación: 15 minutos

Tiempo de Cocción: 20 minutos

Porciones: 9

Ingredientes:

- ½ cucharada de mantequilla de almendras sin sal para engrasar la sartén
- 4 huevos grandes
- ¼ de taza de leche de coco
- 2 cucharadas de mantequilla de almendras sin sal
- 1 ½ cucharadita de estevia
- 1 cucharada de canela molida
- 1 cucharada de cacao natural en polvo
- 1 cucharada de jengibre fresco molido
- ½ cucharadita de sal Kosher
- 1 y ½ tazas de harina de almendra blanqueada
- ½ cucharadita de bicarbonato de sodio

Instrucciones:

1. Precalentar el horno a una temperatura de 325°F.
2. Engrasar una bandeja de cristal para hornear de unas 8x8 pulgadas generosamente con mantequilla de almendras.
3. En un tazón grande, batir todo junto con la leche de coco, los huevos, la mantequilla de almendras derretida, la stevia, la canela, el cacao en polvo, el jengibre y la sal kosher.
4. Batir la harina de almendras, luego el bicarbonato de sodio, y mezclar muy bien.

5. Verter la masa en el molde preparado y hornear durante unos 20 o 25 minutos.
6. Dejar enfriar la tarta durante unos 5 minutos.

Nutrición:

- Calorías: 175
- Carbohidratos: 5g
- Fibra: 1.9g

23. Tarta de Naranja

Tiempo de Preparación: 10 minutos

Tiempo de Cocción: 50 minutos

Porciones: 8

Ingredientes:

- 2 ½ tazas de harina de almendra
- 2 naranjas lavadas sin cera
- 5 huevos grandes separados
- 1 cucharadita de levadura en polvo
- 2 cucharaditas de extracto de naranja
- 1 cucharadita de vainilla en polvo
- 6 vainas de cardamomo machacadas
- 16 gotas de stevia líquida; unas 3 cucharaditas
- 1 puñado de almendras laminadas para decorar

Instrucciones:

1. Precalentar el horno a una temperatura de unos 350°F.
2. Forrar una bandeja rectangular para hornear pan con un papel pergamino.
3. Colocar las naranjas en una cacerola llena de agua fría y cubrirla con una tapa.
4. Llevar la cacerola a ebullición, luego dejar cocer a fuego lento durante aproximadamente 1 hora y asegurarse de que las naranjas están totalmente sumergidas.
5. Asegurarse de que las naranjas estén siempre sumergidas para eliminar cualquier sabor amargo.

6. Cortar las naranjas en mitades; luego quitar las semillas; y escurrir el agua y dejar las naranjas a un lado para que se enfríen.
7. Cortar las naranjas por la mitad y retirar las semillas, luego hacer un puré con una licuadora o un procesador de alimentos.
8. Separar los huevos y batir las claras a punto de nieve.
9. Añadir todos los ingredientes excepto las claras de huevo a la mezcla de naranja y añadir las claras de huevo; luego mezclar.
10. Verter la masa en el molde y espolvorear con las almendras laminadas justo encima.
11. Hornear la tarta durante unos 50 minutos.
12. Retirar la tarta del horno y dejarla enfriar durante 5 minutos.

Nutrición:

- Calorías: 164
- Carbohidratos: 7.1g
- Fibra: 2.7g

24. Tarta de Limón

Tiempo de Preparación: 20 minutos

Tiempo de Cocción: 20 minutos

Porciones: 9

Ingredientes:

- 2 limones medianos
- 4 huevos grandes
- 2 cucharadas de mantequilla de almendras
- 2 cucharadas de aceite de aguacate
- 1/3 taza de harina de coco
- 4-5 cucharadas de miel (u otro edulcorante de su elección)
- ½ cucharada de bicarbonato de sodio

Instrucciones:

1. Precalentar el horno a una temperatura de unos 350°F.
2. Romper los huevos en un tazón grande y reservar 2 claras de huevo.
3. Batir las 2 claras de huevo con las yemas, la miel, el aceite, la mantequilla de almendras, la ralladura de limón y el jugo y batir muy bien.
4. Combinar el bicarbonato con la harina de coco y añadir poco a poco esta mezcla seca a los ingredientes húmedos y seguir batiendo durante un par de minutos.
5. Batir los 2 huevos con una batidora de mano y batir el huevo hasta que se convierta en espuma.
6. Añadir la espuma del huevo blanco poco a poco a la mezcla con una espátula de silicona.

7. Pasar la masa obtenida a una bandeja cubierta con un papel de horno.
8. Hornear la tarta durante unos 20 o 22 minutos.
9. Dejar enfriar la tarta durante 5 minutos y cortarla en trozos.

Nutrición:

- Calorías: 164
- Carbohidratos: 7.1g
- Fibra: 2.7g

25. Tarta de Canela

Tiempo de Preparación: 15 minutos

Tiempo de Cocción: 35 minutos

Porciones: 8

Ingredientes:

Para el Relleno de Canela:

- 3 cucharadas de edulcorante Swerve®.
- 2 cucharaditas de canela molida

Para la Tarta:

- 3 tazas de harina de almendra
- ¾ de taza de edulcorante Swerve
- ¼ taza de proteína de suero de leche en polvo sin sabor
- 2 cucharaditas de polvo para hornear
- ½ cucharadita de sal
- 3 huevos grandes pastoreados
- ½ taza de aceite de coco derretido
- ½ cucharadita de extracto de vainilla
- ½ taza de leche de almendras
- 1 cucharada de aceite de coco derretido

Para el Glaseado de Queso Crema:

- 3 cucharadas de queso crema ablandado
- 2 cucharadas de edulcorante Swerve en polvo
- 1 cucharada de crema batida de coco
- ½ cucharadita de extracto de vainilla

Instrucciones:

1. Precalentar el horno a una temperatura de unos 325°F y engrasar una bandeja de horno de 8x8 pulgadas.
2. Para el relleno, mezclar el Swerve y la canela en un tazón y mezclar muy bien; luego reservar.
3. Para la preparación de la tarta, batir todo junto con la harina de almendras, el edulcorante, la proteína en polvo, el polvo de hornear y la sal en un tazón para mezclar.
4. Añadir los huevos, el aceite de coco derretido y el extracto de vainilla y mezclar muy bien.
5. Añadir la leche de almendras y seguir revolviendo hasta que los ingredientes estén muy bien combinados.
6. Repartir aproximadamente la mitad de la masa en el molde preparado; luego espolvorear con unos 2 tercios de la mezcla de relleno.
7. Extender la mezcla restante de la masa sobre el relleno y alisarla con una espátula.
8. Hornear durante unos 35 minutos en el horno.
9. Pincelar con el aceite de coco derretido y espolvorear con el resto del relleno de canela.

10. Preparar el glaseado batiendo el queso crema, el eritritol en polvo, la nata y el extracto de vainilla en un tazón para mezclar hasta obtener una mezcla suave.
11. Rociar el glaseado sobre la tarta enfriada.

Nutrición:

- Calorías: 222
- Carbohidratos: 5.4g
- Fibra: 1.5g

26. Magdalena

Tiempo de Preparación: 10 minutos

Tiempo de Cocción: 15 minutos

Porciones: 12

Ingredientes:

- 2 huevos grandes de pastura
- ¾ de taza de harina de almendras
- 1 y ½ cucharadas de Swerve
- ¼ taza de aceite de coco derretido y enfriado
- 1 cucharadita de extracto de vainilla
- 1 cucharadita de extracto de almendra
- 1 cucharadita de ralladura de limón
- ¼ cucharadita de sal

Instrucciones:

1. Precalentar el horno a una temperatura de unos 350°F.
2. Combinar los huevos con la sal y batir a alta velocidad durante unos 5 minutos.
3. Añadir lentamente el Swerve y seguir mezclando a alta velocidad durante 2 minutos más.
4. Revolver la harina de almendras hasta que esté muy bien incorporada; luego agregar la vainilla y los extractos de almendras.

5. Añadir el aceite de coco derretido y revolver todos los ingredientes.
6. Verter la masa obtenida a partes iguales en una bandeja de magdalenas engrasada.
7. Hornear la Magdalena Cetogénica durante unos 13 minutos o hasta que los bordes empiecen a tener un color marrón.
8. Sacar las Magdalenas de la bandeja de hornear.

Nutrición:

- Calorías: 87
- Carbohidratos: 3g
- Fibra: 3g

27. Waffles

Tiempo de Preparación: 20 minutos

Tiempo de Cocción: 30 minutos

Porciones: 3

Ingredientes:

Para los waffles cetogénicos:

- 8 oz. de queso crema
- 5 huevos grandes pastoreados
- 1/3 taza de harina de coco
- ½ cucharadita de goma xantana
- 1 pizca de sal
- ½ cucharadita de extracto de vainilla
- 2 cucharadas de Swerve
- ¼ cucharadita de bicarbonato de sodio
- 1/3 taza de leche de almendras

Ingredientes opcionales:

- ½ cucharadita de especia para tartas de canela
- ¼ cucharadita de extracto de almendra

Para el jarabe de arce bajo en carbohidratos:

- 1 taza de agua

- 1 cucharada de sabor a arce
- ¾ de taza de Swerve en polvo
- 1 cucharada de mantequilla de almendra
- ½ cucharadita de goma xantana

Instrucciones:

Para los Waffles:

1. Asegurarse de que todos sus ingredientes están exactamente a temperatura ambiente.
2. Colocar todos tus ingredientes para los waffles desde el queso crema hasta los huevos pasteurizados, la harina de coco, la goma xantana, la sal, el extracto de vainilla, el Swerve, el bicarbonato de sodio y la leche de almendras excepto la leche de almendras con la ayuda de un procesador.
3. Batir los ingredientes hasta obtener una mezcla homogénea y cremosa; luego transferir la masa a un tazón.
4. Añadir la leche de almendras y mezclar los ingredientes con una espátula.
5. Calentar una wafflera a una temperatura alta.
6. Rociar la gofrera con aceite de coco y añadir aproximadamente ¼ de la masa en ella de manera uniforme con una espátula en la gofrera.
7. Cerrar la wafflera y cocinar hasta obtener el color deseado.
8. Retirar con cuidado los waffles a una bandeja.

Para el jarabe de arce cetogénico:

1. Poner 1 y ¼ tazas de agua, el swerve y el arce en una cacerola pequeña y llevar a ebullición a fuego lento; luego dejar cocer a fuego lento durante unos 10 minutos.
2. Añadir el aceite de coco.
3. Espolvorear la goma xantana sobre la parte superior del gofre y utilizar una batidora de inmersión para mezclar suavemente.
4. Servir y disfrutar de sus deliciosos waffles.

Nutrición:

- Calorías: 316
- Carbohidratos: 7g
- Proteínas: 3g

28. Pretzels

Tiempo de Preparación: 10 minutos

Tiempo de Cocción: 20 minutos

Porciones: 8

Ingredientes:

- 1 ½ tazas de mozzarella previamente rallada
- 2 cdas. de queso crema con toda la grasa
- 1 huevo grande
- ¾ de taza de harina de almendras + 2 cucharadas de almendras molidas o harina de almendras
- ½ cucharadita de polvo de hornear
- 1 pizca de sal marina gruesa

Instrucciones:

1. Calentar el horno a una temperatura de unos 180°C/356°F.
2. Derretir el queso crema y el queso mozzarella y revolver a fuego lento hasta que los quesos estén perfectamente fundidos.
3. Si optas por calentar el queso en el microondas, hazlo durante 1 minuto aproximadamente, no más, y si quieres hacerlo en el horno, apaga el fuego en cuanto el queso esté completamente derretido.
4. Añadir el huevo grande a la masa caliente preparada; luego revolver hasta que los ingredientes estén muy bien combinados. Si el huevo está frío; tendrás que calentarlo suavemente.

5. Añadir las almendras molidas o la harina de almendras y la levadura en polvo y revolver hasta que los ingredientes estén muy bien combinados.
6. Tomar 1 pellizco de la masa de queso y peinarla o estirarla en las manos hasta que tenga unos 18 a 20 cm de longitud; si la masa es pegajosa, puedes aceitarte las manos para evitarlo.
7. Ahora, formar pretzels con la masa de queso y darles una buena forma; luego colocarlos sobre una bandeja para hornear. Espolvorear con un poco de sal y hornear durante unos 17 minutos.

Nutrición:

- Calorías: 113
- Carbohidratos: 2.5g
- Fibra: 0.8g

29. Bocados de Taco con Queso

Tiempo de Preparación: 5 minutos

Tiempo de Cocción: 10 minutos

Porciones: 12

Ingredientes:

- 2 tazas de queso cheddar rallado envasado
- 2 cucharadas de chile en polvo
- 2 cucharadas de comino
- 1 cucharadita de sal
- 8 cucharaditas de crema de coco para decorar
- Usa Pico de Gallo para adornar también

Instrucciones:

1. Precalentar el horno a una temperatura de unos 350°F.
2. Sobre una bandeja para hornear forrada con un papel pergamino, colocar montones de queso de 1 cucharada y asegurarse de dejar un espacio de 2 pulgadas entre cada uno.
3. Colocar la bandeja de hornear en su horno y hornear durante unos 5 minutos.
4. Retirar del horno y dejar que el queso se enfríe durante aproximadamente 1 minuto; a continuación, levantar con cuidado y presionar cada uno de ellos en los vasos de un mini molde para muffins.
5. Asegurarse de presionar los bordes del queso para formar la forma de los mini muffins.
6. Deje que el queso se enfríe completamente; luego retirarlo.
7. Mientras tanto seguir horneando el queso y crear sus tazas.

8. Rellenar las tazas de queso con la crema de coco, luego cubrir con el Pico de Gallo.

Nutrición:

- Calorías: 73
- Carbohidratos: 3g
- Proteínas: 4g

30. Cuadrados de Semillas y Frutos Secos

Tiempo de Preparación: 30 minutos

Tiempo de Cocción: 10 minutos

Porciones: 10

Ingredientes:

- 2 tazas de almendras, semillas de calabaza, semillas de girasol y nueces
- ½ taza de coco desecado
- 1 cucharada de semillas de chía
- ¼ cucharadita de sal
- 2 cucharadas de aceite de coco
- 1 cucharadita de extracto de vainilla
- 3 cucharadas de mantequilla de almendras o de cacahuete
- ⅓ taza de jarabe de fibra Sukrin Gold

Instrucciones:

1. Forrar un molde cuadrado con papel de hornear; luego engrasarlo ligeramente con aceite en aerosol.
2. Picar todos los frutos secos en trozos; luego engrasarlos ligeramente también, también se pueden dejar enteros
3. Mezclar los frutos secos en un tazón grande; luego combinarlos en un tazón grande con el coco, las semillas de chía y la sal.
4. En un tazón apto para microondas, añadir el aceite de coco, la vainilla, la mantequilla o el aceite de coco, la mantequilla de almendras y el sirope de fibra, y calentar la mezcla en el microondas durante unos 30 segundos.

5. Revolver muy bien los ingredientes; luego verter la mezcla derretida justo encima de las nueces.
6. Presionar la mezcla en el molde preparado con la ayuda del dorso de un vaso medidor y presionar muy bien.
7. Congelar tu golosina durante aproximadamente 1 hora antes de cortarla.
8. Cortar la masa de frutos secos congelada en pequeños cubos o cuadrados del mismo tamaño.

Nutrición:

- Calorías: 268
- Carbohidratos: 14g
- Fibra: 1g

31. Tarta de Queso Cetogénica

Tiempo de Preparación: 15 minutos

Tiempo de Cocción: 50 minutos

Porciones: 6

Ingredientes:

Para la Corteza de Tarta de Queso de Harina de Almendra:

- 2 tazas de harina de almendra blanqueada
- ¹/₃ taza de mantequilla de almendras
- 3 cucharadas de eritritol (en polvo o granulado)
- 1 cucharadita de extracto de vainilla

Para el Relleno de la Tarta de Queso Keto:

- 32 oz. de queso crema ablandado
- 1 y ¼ tazas de eritritol en polvo
- 3 huevos grandes
- 1 cucharada de jugo de limón
- 1 cucharadita de extracto de vainilla

Instrucciones:

1. Precalentar el horno a una temperatura de unos 350°F.
2. Engrasar un molde desmontable de 9" con spray de cocina o simplemente forrar su fondo con un papel pergamino.
3. Para hacer la corteza de la tarta de queso, revolver en un tazón grande la mantequilla derretida, la harina de almendras, el extracto de vainilla y el eritritol.
4. La masa quedará un poco desmenuzada; así que, presiónala en el fondo de tu bandeja preparada.

5. Hornear durante unos 12 minutos; luego dejar enfriar durante unos 10 minutos.
6. Mientras tanto, batir el queso crema ablandado y el edulcorante en polvo a baja velocidad hasta obtener una mezcla homogénea.
7. Añadir los huevos y batirlos a velocidad baja o media hasta que queden esponjosos. Asegurarse de añadirlos de uno en uno.
8. Añadir el jugo de limón y el extracto de vainilla y mezclar a velocidad baja o media con la batidora.
9. Verter el relleno en el molde justo encima de la corteza. Puedes utilizar una espátula para alisar la parte superior de la tarta.
10. Hornear durante unos 45 a 50 minutos.
11. Retirar la tarta de queso horneada de su horno y pasar un cuchillo alrededor de su borde.
12. Dejar enfriar la tarta durante unas 4 horas en la nevera.
13. ¡Servir y disfrutar de tu deliciosa tarta de queso!

Nutrición:

- Calorías: 325
- Grasa: 29g
- Proteínas: 7g

32. Barras de Coco para Merendar

Tiempo de Preparación: 30 minutos

Tiempo de Cocción: 0 minutos

Porciones: 13

Ingredientes:

- 2 tazas de copos de coco
- ¾ de taza de aceite de coco derretido
- 1 ½ tazas de nueces de macadamia
- 1 cucharada grande de proteína de vainilla en polvo
- ¼ de taza de trozos de chocolate negro sin azúcar

Instrucciones:

1. Juntar los copos de coco con el aceite de coco derretido, las nueces de macadamia, la proteína de vainilla en polvo y las pepitas de chocolate negro en un tazón grande y mezclar muy bien.
2. Forrar una bandeja de horno de 8x8 con un papel pergamino.
3. Procesar las nueces de macadamia con el aceite de coco en un procesador de alimentos hasta obtener una mezcla homogénea.
4. Verter la masa en un molde y congelarla durante unos 30 minutos.
5. Cortar la masa congelada en barras con un cuchillo afilado en el tamaño que prefieras.
6. Servir y disfrutar de su golosina cetogénica o guardarla y servirla cuando quiera.

Nutrición:

- Calorías: 213.7
- Grasa: 20g
- Proteínas: 4g

33. Galletas de Semillas de Lino

Tiempo de Preparación: 8 minutos

Tiempo de Cocción: 10 minutos

Porciones: 25

Ingredientes:

- 2 ½ tazas de harina de almendra
- ½ taza de harina de coco
- 1 cucharadita de harina de linaza molida
- ½ cucharadita de romero seco picado
- ½ cucharadita de cebolla en polvo
- ¼ cucharadita de sal kosher
- 3 huevos ecológicos grandes
- 1 cucharada de aceite de oliva virgen extra

Instrucciones:

1. Precalentar su horno a una temperatura de unos 325°F.
2. Forrar una bandeja para hornear con un papel pergamino.
3. En un tazón grande; combinar las harinas con el romero, la harina de lino, la sal y la cebolla en polvo y mezclar.
4. Romper los huevos y añadir el aceite; luego mezclar muy bien y combinar sus ingredientes muy bien.
5. Seguir mezclando hasta conseguir la forma de una bola grande durante aproximadamente 1 minuto.
6. Cortar la masa en los 2 trozos de papel de pergamino y enrollarla hasta que tenga un grosor de aproximadamente ¼ de pulgada
7. Cortar la masa en cuadrados y transferirla a la bandeja de hornear preparada.

8. Hornear la masa durante unos 13 a 15 minutos; luego dejar enfriar durante unos 15 minutos.
9. Servir y disfrutar de sus galletas o guardarlas en un recipiente.

Nutrición:

- Calorías: 150.2
- Grasa: 13g
- Proteínas: 7g

34. Galletas Saladas

Tiempo de Preparación: 7 minutos

Tiempo de Cocción: 12 minutos

Porciones: 15

Ingredientes:

- 2 tazas de harina de almendra blanqueada
- ½ cucharadita de sal marina
- 1 huevo grande batido

Instrucciones:

1. Precalentar el horno a una temperatura de unos 350°F.
2. Forrar una bandeja para hornear con un papel pergamino; luego combinar la harina de almendra y la sal en un tazón grande; luego cascar el huevo y mezclar muy bien hasta formar una bola grande de masa.
3. Colocar la masa entre 2 trozos grandes de papel pergamino preparado; luego usar un rodillo para enrollar la masa en forma rectangular.
4. Cortar la masa en rectángulos; luego pincharla con un tenedor y colocarla sobre la bandeja de horno preparada y forrada.
5. Hornear las galletas durante unos 8 a 12 minutos.
6. Dejar enfriar las galletas durante unos 10 minutos.
7. Guardar las galletas en un recipiente, o servirlas y disfrutarlas de inmediato.

Nutrición:

- Calorías: 120

- Grasa: 6g
- Proteínas: 3g

35. Caramelos Keto Sin Azúcar

Tiempo de Preparación: 30 minutos

Tiempo de Cocción: 0 minutos

Porciones: 12

Ingredientes:

- 4 oz. de aceite de coco, derretido
- 4,5 oz. de coco rallado sin endulzar
- 1 cucharadita de estevia
- 3 oz. de eritritol en polvo
- 1 clara de huevo grande
- 1 cucharadita de extracto de vainilla
- 3 gotas de colorante alimentario rojo
- ½ cucharadita de extracto de fresa

Instrucciones:

1. En un tazón grande, mezclar todo junto con el eritritol, el coco rallado, la stevia y la vainilla con una batidora de mano a fuego lento.
2. Derretir el aceite de coco en un cazo pequeño a fuego lento.
3. Añadir el aceite a la mezcla de coco rallado y combinar muy bien.
4. Añadir la clara de huevo y mezclar; a continuación, colocar la mitad de la mezcla en un plato cuadrado de unos 8 cuadrados y reservar.
5. Añadir la esencia de fresa y el colorante alimentario y la esencia de fresa a la mezcla restante y mezclar muy bien.

6. Presionar la mezcla justo encima de la mezcla blanca en el plato cuadrado y reservar en la nevera durante aproximadamente 1 hora.
7. Cuando el hielo de coco esté perfectamente cuajado, cortarlo en 16 trozos.
8. ¡Servir y disfrutar!

Nutrición:

- Calorías: 119
- Grasa: 12g
- Proteínas: 3g

36. Bombas de Grasa de Coco

Tiempo de Preparación: 15 minutos

Tiempo de Cocción: 0 minutos

Porciones: 14

Ingredientes:

- 1 y ½ tazas de nueces o cualquier tipo de fruto seco de su elección
- ½ taza de coco rallado
- ¼ taza de mantequilla de coco + 1 cucharada adicional de mantequilla de coco
- 2 cucharadas de mantequilla de almendras
- 2 cucharadas de semillas de chía
- 2 cucharadas de harina de lino
- 2 cucharadas de semillas de cáñamo
- 1 cucharadita de canela
- ½ cucharadita de vainilla en polvo
- ¼ cucharadita de sal kosher
- 2 cucharadas de nibs de cacao

Para la lluvia de chocolate

- 1 oz. de chocolate sin azúcar, picado
- ½ cucharadita de aceite de coco

Instrucciones:

1. En el tazón de tu procesador de alimentos, combinar las nueces con la mantequilla de coco; la mantequilla de almendras, las semillas de chía, la harina de lino, las semillas de cáñamo, la

canela, la vaina de vainilla en polvo, el coco rallado y la picada; luego rociar con el aceite de coco.
2. Triturar los ingredientes durante 1 ó 2 minutos o hasta que la mezcla empiece a deshacerse.
3. Seguir procesando la mezcla hasta que empiece a unirse, pero hay que tener cuidado de no mezclar demasiado.
4. Añadir los nibs de cacao y triturar hasta que los ingredientes estén bien mezclados.
5. Con una cuchara pequeña para galletas o simplemente con una cucharada, dividir la mezcla en trozos de igual tamaño.
6. Utilizar las dos manos para hacer bolas con la mezcla y colocarlas en una bandeja.
7. Guardar las bolas en un recipiente hermético o colocarlas en el congelador durante unos 15 minutos.
8. ¡Servir y disfrutar de tus deliciosas bolas!

Nutrición:

- Calorías: 164
- Grasa: 14g
- Proteínas: 4g

37. Bolas de Nueces y Frambuesas

Tiempo de Preparación: 15 minutos

Tiempo de Cocción: 0 minutos

Porciones: 14

Ingredientes:

- 1 1/3 taza de anacardos o almendras crudas
- ¼ de taza de mantequilla de anacardos o almendras
- 2 cucharadas de aceite de coco
- 2 dátiles Medjool sin hueso, previamente remojados en agua caliente durante unos 10 minutos
- ½ cucharadita de extracto de vainilla
- ¼ cucharadita de sal kosher
- ½ taza de frambuesas liofilizadas y ligeramente trituradas
- 1/3 taza de chocolate negro picado

Instrucciones:

1. En una batidora de alta potencia o en una Vitamix; combinar los anacardos o las almendras con la mantequilla, el aceite de coco, los dátiles Medjool, el extracto de vainilla y la sal y pulsar a alta velocidad durante 1 o 2 minutos o hasta que la masa empiece a pegarse.
2. Batir las frambuesas secas y el chocolate negro hasta obtener una mezcla espesa.
3. Con una cucharada o una cuchara pequeña para galletas, dividir la mezcla en bolas de igual tamaño.

4. Colocar las bolas en un recipiente o en una bolsa con cierre en la nevera durante unas 2 semanas o simplemente servir y disfrutar de tus deliciosas bolas de anacardo.

Nutrición:

- Calorías: 108.2
- Grasa: 7.4g
- Proteínas: 3g

38. Bolas de Cacao y Coco

Tiempo de Preparación: 90 minutos

Tiempo de Cocción: 0 minutos

Porciones: 9

Ingredientes:

- 1 taza de mantequilla de almendras
- 1 taza de aceite de coco, a temperatura ambiente
- ½ taza de cacao en polvo sin azúcar
- ⅓ taza de harina de coco
- ¼ cucharadita de stevia en polvo
- 1/16 cucharadita de sal rosa del Himalaya

Instrucciones:

1. En una olla pequeña y a fuego medio-alto, derretir la mantequilla de almendras y combinarla con el aceite de coco.
2. Añadir la harina de coco, el cacao en polvo y la sal del Himalaya y añadir.
3. Añadir la stevia y mezclar de nuevo; luego dejar enfriar la mezcla.
4. Verter la mezcla en un tazón grande y transferirla al congelador para que se solidifique durante unos 60 a 90 minutos.
5. Una vez solidificado, sacar el tazón del congelador y formar bolas.
6. Formar bolas con la masa y colocarlas sobre una bandeja forrada con un papel pergamino.
7. Refrigerar las bolas durante unos 15 minutos.
8. ¡Servir y disfrutar de tus deliciosas bombas cetogénicas!

Nutrición:

- Calorías: 157
- Grasa: 12.6g
- Proteínas: 3.7g

39. Galletas de Piñones

Tiempo de Preparación: 10 minutos

Tiempo de Cocción: 12 minutos

Porciones: 20

Ingredientes:

- 1 huevo grande
- 1 cucharadita de extracto de almendra
- 1 pizca de sal
- 1 taza de estevia
- 2 tazas de harina de almendra blanqueada superfina
- 1/3 taza de piñones

Instrucciones:

1. Precalentar el horno a una temperatura de unos 325°F.
2. Mezclar los huevos con el extracto de almendra, la sal y el edulcorante en un tazón de tamaño medio.
3. Batir los ingredientes con una batidora durante unos 2 minutos o hasta que la mezcla quede brillante.
4. Añadir la harina de almendra y batir los ingredientes hasta que quede esponjoso.
5. Si la masa queda demasiado seca, añadir unas cucharadas de agua para que se mantenga muy bien unida.
6. Colocar las nueces sobre una fuente pequeña.
7. Coger un pellizco de la masa y enrollarla en un trozo de aproximadamente 1 pulgada de diámetro.
8. Presionar la parte superior de la bola de masa en la nuez con el lado hacia arriba.

9. Colocar la galleta sobre una bandeja de horno forrada con papel pergamino.
10. Repetir el mismo proceso con el resto de la masa; pueden salir unas 20 galletas.
11. Hornear las galletas en el horno durante unos 12 minutos.
12. Retirar las galletas del horno y dejarlas enfriar durante unos 6 minutos.
13. Servir y disfrutar de tus galletas.

Nutrición:

- Calorías: 83
- Grasa: 7.5g
- Proteínas: 4g

40. Galletas Oreo con Relleno de Queso Crema

Tiempo de Preparación: 15 minutos

Tiempo de Cocción: 12 minutos

Porciones: 25

Ingredientes:

- 2 ¼ tazas de harina de avellanas o de almendras
- 3 cucharadas de harina de coco
- 4 cucharadas de cacao en polvo
- 1 cucharadita de polvo de hornear
- ½ cucharadita de goma xantana
- ¼ cucharadita de sal
- ½ taza de mantequilla ablandada
- ½ taza de estevia
- 1 huevo grande
- 1 cucharadita de extracto de vainilla

Para el relleno de crema:

- 4 oz. de queso crema ablandado
- 2 cucharadas de mantequilla de almendras
- ½ cucharadita de extracto de vainilla puro
- ½ taza de polvo de Swerve, puede molerlo en un molinillo de especias

Instrucciones:

1. Precalentar el horno a una temperatura de unos 350°F.
2. Combinar la harina de avellanas o de almendras con el cacao en polvo, la levadura en polvo, la goma xantana, la sal, la stevia, el

huevo y el extracto de vainilla en un tazón grande y mezclar muy bien.
3. Añadir la mantequilla de almendras y volver a mezclar.
4. En otro tazón mediano, batir todo junto con el Swerve y la mantequilla hasta que quede ligero y extremadamente esponjoso durante 2 o 3 minutos.
5. Añadir el huevo y la vainilla y mezclar hasta que los ingredientes estén completamente combinados.
6. Añadir los ingredientes secos ya mezclados y mezclar hasta que estén muy bien combinados.
7. Estirar la masa obtenida entre 2 hojas rectangulares de papel encerado; procurar que el grosor sea de aproximadamente ⅛.
8. Colocar la masa sobre una bandeja para galletas forrada con un papel pergamino.
9. Volver a extender la masa de galletas hasta el final.
10. Hornear las galletas durante unos 12 minutos; luego dejar enfriar completamente antes de empezar a rellenar.

Para hacer el relleno:

11. Unir el queso crema con la mantequilla; luego cremar todo, y añadir el extracto de vainilla.
12. Añadir poco a poco el swerve en polvo.
13. Rellenar las galletas Oreo con la crema.
14. ¡Servir y disfrutar de tus deliciosas galletas!

Nutrición:

- Calorías: 136
- Grasa: 12.3g
- Proteínas: 4.6g

41. Tarta de Nata Batida

Tiempo de Preparación: 20 minutos

Tiempo de Cocción: 25 minutos

Porciones: 7

Ingredientes:

- ¾ de taza de harina de coco
- ¾ de taza de edulcorante Swerve
- ½ taza de cacao en polvo
- 2 cucharaditas de polvo de hornear
- 6 huevos grandes
- 2/3 de taza de crema batida
- ½ taza de mantequilla de almendras derretida

Para el glaseado de nata montada:

- 1 taza de nata para montar
- ¼ taza de edulcorante Swerve
- 1 cucharadita de extracto de vainilla
- 1/3 taza de cacao en polvo tamizado

Instrucciones:

1. Precalentar el horno a una temperatura de unos 350°F.
2. Engrasar una bandeja de tarta de 8x8 con spray de cocina.
3. Añadir la harina de coco, el edulcorante Swerve; el cacao en polvo, la levadura en polvo, los huevos, la mantequilla derretida; y combinar muy bien con una batidora eléctrica o de mano.
4. Verter la masa en la bandeja para tartas y hornear durante unos 25 minutos.

5. Retirar la bandeja de tarta del horno y dejar enfriar unos 5 minutos.
6. Para el glaseado
7. Montar la nata hasta que quede esponjosa; luego añadir el Swerve, la vainilla y el cacao en polvo.
8. Añadir el Swerve, la vainilla y el cacao en polvo; luego continuar mezclando hasta que los ingredientes estén muy bien combinados.
9. Cubrir la tarta con el glaseado y cortarla en trozos, servir y disfrutar de la tarta.

Nutrición:

- Calorías: 357
- Grasa: 33g
- Proteínas: 8g

42. Tarta de Frutas con Nueces

Tiempo de Preparación: 15 minutos

Tiempo de Cocción: 20 minutos

Porciones: 6

Ingredientes:

- ½ taza de mantequilla de almendras (ablandada)
- ¼ taza de eritritol granulado So Nourished
- 1 cucharada de canela molida
- ½ cucharadita de nuez moscada molida
- ¼ cucharadita de clavo de olor molido
- 4 huevos grandes de pastura
- 1 cucharadita de extracto de vainilla
- ½ cucharadita de extracto de almendra
- 2 tazas de harina de almendras
- ½ taza de nueces picadas
- ¼ taza de arándanos secos sin azúcar
- ¼ de taza de pasas sin semillas

Instrucciones:

1. Precalentar el horno a una temperatura de unos 350°F y engrasar un molde de 8 pulgadas de forma redonda con aceite de coco.
2. Batir el eritritol granulado a alta velocidad hasta que quede esponjoso.
3. Añadir la canela, la nuez moscada y el clavo de olor; a continuación, batir los ingredientes hasta que queden suaves.
4. Incorporar los huevos y batir muy bien añadiendo de uno en uno, además del extracto de almendra y la vainilla.

5. Batir la harina de almendras hasta que se forme una masa homogénea y luego incorporar las nueces y la fruta.
6. Repartir la mezcla en el molde preparado y hornear durante unos 20 minutos.
7. Sacar la tarta del horno y dejarla enfriar unos 5 minutos.
8. Espolvorear la tarta con el eritritol en polvo.
9. ¡Servir y disfrutar de tu tarta!

Nutrición:

- Calorías: 250
- Grasa: 11g
- Proteínas: 7g

43. Cinnamon and Ginger Cake

Tiempo de Preparación: 15 minutos

Tiempo de Cocción: 20 minutos

Porciones: 9

Ingredientes:

- ½ cucharada de mantequilla de almendras sin sal para engrasar la sartén
- 4 huevos grandes
- ¼ de taza de leche de coco
- 2 cucharadas de mantequilla de almendras sin sal
- 1 ½ cucharadita de estevia
- 1 cucharada de canela molida
- 1 cucharada de cacao natural en polvo
- 1 cucharada de jengibre fresco molido
- ½ cucharadita de sal kosher
- 1 y ½ tazas de harina de almendra blanqueada
- ½ cucharadita de bicarbonato de sodio

Instrucciones:

1. Precalentar el horno a una temperatura de 325°F.
2. Engrasar una bandeja de cristal para hornear de unas 8x8 pulgadas generosamente con mantequilla de almendras.
3. En un tazón grande, batir todo junto con la leche de coco, los huevos, la mantequilla de almendras derretida, la stevia, la canela, el cacao en polvo, el jengibre y la sal Kosher.
4. Batir la harina de almendras, luego el bicarbonato de sodio, y mezclar muy bien.

5. Verter la masa en el molde preparado y hornear durante unos 20 a 25 minutos.
6. Dejar enfriar la tarta durante unos 5 minutos, luego cortarla en rebanadas, servirla y disfrutar de su deliciosa tarta.

Nutrición:

- Calorías: 175
- Grasa: 15g
- Proteínas: 5g

44. Tarta de Naranja Keto

Tiempo de Preparación: 10 minutos

Tiempo de Cocción: 50 minutos

Porciones: 8

Ingredientes:

- 2 ½ tazas de harina de almendra
- 2 naranjas lavadas sin cera
- 5 huevos grandes separados
- 1 cucharadita de levadura en polvo
- 2 cucharaditas de extracto de naranja
- 1 cucharadita de vainilla en polvo
- 6 vainas de cardamomo machacadas
- 16 gotas de stevia líquida; unas 3 cucharaditas
- 1 puñado de almendras laminadas para decorar

Instrucciones:

1. Precalentar el horno a una temperatura de unos 350°F.
2. Forrar una bandeja rectangular para hornear pan con un papel pergamino.
3. Colocar las naranjas en una cacerola llena de agua fría y cubrirla con una tapa.
4. Llevar la cacerola a ebullición, luego dejar cocer a fuego lento durante aproximadamente 1 hora y asegurarse de que las naranjas están totalmente sumergidas.
5. Asegurarse de que las naranjas estén siempre sumergidas para eliminar cualquier sabor amargo.

6. Cortar las naranjas en mitades; luego quitar las semillas; y escurrir el agua y dejar las naranjas a un lado para que se enfríen.
7. Cortar las naranjas por la mitad y retirar las semillas, luego hacer un puré con una licuadora o un procesador de alimentos.
8. Separar los huevos y batir las claras a punto de nieve.
9. Añadir todos los ingredientes excepto las claras de huevo a la mezcla de naranja y añadir las claras de huevo; luego mezclar.
10. Verter la masa en el molde de la tarta y espolvorear con las almendras laminadas justo encima.
11. Hornear la tarta durante unos 50 minutos.
12. Retirar la tarta del horno y dejarla enfriar durante 5 minutos.
13. ¡Cortar la tarta y servirla para disfrutar de su increíble sabor!

Nutrición:

- Calorías: 164
- Grasa: 12g
- Proteínas: 10.9g

45. Donas Keto

Tiempo de Preparación: 5 minutos

Tiempo de Cocción: 0 minutos

Porciones: 4

Ingredientes:

Para los ingredientes de los donuts:

- ½ taza de harina de almendra tamizada
- 3 ó 4 cucharadas de leche de coco
- 2 huevos grandes
- 2 a 3 cucharadas de stevia granulada
- 1 cucharadita de polvo de hornear keto-friendly
- 1 cucharadita de vinagre de sidra de manzana
- 1 pizca de sal
- 1 ½ cucharada de cacao en polvo tamizado
- 3 cucharaditas de canela de Ceilán
- 1 cucharadita de vaina de vainilla en polvo
- 1 cucharada de ghee alimentado con hierba
- 2 cucharadas de aceite de coco para engrasar

Para los ingredientes del glaseado:

- 4 cucharadas de mantequilla de coco derretida con 1 ó 2 cucharaditas de aceite de coco
- Ingredientes opcionales para decorar: pétalos de rosa comestibles, o cacao rallado

Instrucciones:

1. Precalentar el horno a una temperatura de unos 350°F.

2. Engrasar una bandeja de donas con el aceite de coco.
3. Revolver todo junto con la harina de almendras tamizada con la leche de coco, los huevos, la stevia granulada, el polvo de hornear Keto-friendly, el vinagre de sidra de manzana, la sal, el cacao en polvo tamizado, la canela de Ceilán, la vaina de vainilla en polvo y el ghee de pasto.
4. Mezclar los ingredientes de las donas hasta que estén uniformemente combinados.
5. Dividir la masa obtenida en los moldes de las donas asegurándose de llenar cada uno hasta ¾ de su capacidad.
6. Hornear durante unos 8 minutos; luego retirar la bandeja del horno y transferirla con cuidado a una rejilla.
7. Servir y disfrutar de su dona o cubrirla con el glaseado y la guarnición de su elección.
8. ¡Servir y disfrutar de su deliciosa golosina!

Nutrición:

- Calorías: 122
- Grasa: 6.8g
- Proteínas: 3g

46. Batido de Pera con Leche de Coco

Tiempo de Preparación: 2 minutos

Tiempo de Cocción: 0 minutos

Porciones: 4

Ingredientes:

- 4 peras maduras picadas
- 4 hojas de lechuga finamente cortadas en trozos
- ¼ de taza de leche de coco sin azúcar
- 5 Almendras secas y tostadas
- 4 hojas de menta
- 2 cucharadas de jugo de naranja sin azúcar
- ½ cucharada de salsa de manzana
- 5 cubitos de hielo

Instrucciones:

1. Poner las peras troceadas en la batidora.
2. Añadir las hojas de lechuga.
3. Verter la leche de almendras y el resto de los ingredientes con los cubitos de hielo.
4. Licuar todos los ingredientes durante unos 3 minutos.
5. ¡Servir y disfrutar!

Nutrición:

- Calorías: 60
- Grasa: 3g
- Proteínas: 3g

47. Pudín de Chocolate

Tiempo de Preparación: 5 minutos

Tiempo de Cocción: 0 minutos

Porciones: 3

Ingredientes:

- 1 aguacate
- ¼ de taza de salsa de manzana
- ¼ de taza de polvo de cacao orgánico sin endulzar
- 2 dátiles Medjool ecológicos
- 1 cucharada de aceite de coco ecológico
- 1 cucharada de leche de almendras casera

Para la corteza:

- 1 taza de nueces ecológicas
- 2 dátiles Medjool ecológicos
- 2 cucharadas de polvo de cacao crudo ecológico
- 1 cucharada de aceite de coco

Instrucciones:

1. Empezar por preparar la corteza.
2. Añadir todos los ingredientes en un procesador de alimentos y luego procesarlo hasta obtener una mezcla pegajosa.
3. Dividir su mezcla en mitades y luego presionar en el fondo de 2 cavidades de moldes de tarta y reservar.
4. Preparar el pudín combinando todos los ingredientes en una batidora y seguir batiendo hasta obtener una mezcla cremosa.

5. Transferir su mezcla suave al montículo que ha preparado en la corteza y asegurarse de extenderla uniformemente.
6. Cubrir con pistachos, nueces, cacao crudo o semillas de cáñamo. ¡Servir y disfrutar!

Nutrición:

- Calorías: 227
- Grasa: 22g
- Proteínas: 3.5g

48. Batido de Frambuesa

Tiempo de Preparación: 5 minutos

Tiempo de Cocción: 0 minutos

Porciones: 3

Ingredientes:

- 1 taza de agua
- 2 tazas de lechuga picada
- 1 taza de frambuesas frescas o congeladas
- 1 cucharada de semillas de lino
- 1 cucharadita de semillas de chía
- Un poco de salsa de manzana sin azúcar
- 1 cucharadita de aceite de coco

Instrucciones:

1. Colocar los ingredientes en la batidora.
2. Mezclar los ingredientes a alta velocidad durante aproximadamente 1 minuto.
3. Comprobar el espesor del batido, si está cremoso y suave, ¡servir y disfrutar!

Nutrición:

- Calorías: 344
- Grasa 34g
- Proteínas: 19g

49. Mousse de Cacao

Tiempo de Preparación: 3 minutos

Tiempo de Cocción: 0 minutos

Porciones: 2

Ingredientes:

- 1 taza de crema de coco para batir
- ¼ de taza de cacao en polvo sin azúcar tamizado
- ¼ de taza de Swerve
- 1 cucharadita de extracto de vainilla
- ¼ cucharadita de sal kosher

Instrucciones:

1. Empezar batiendo la nata hasta que empiece a endurecerse.
2. Añadir la stevia, la vainilla y la sal, y batir muy bien los ingredientes.
3. Añadir el cacao en polvo a tus ingredientes y volver a batir.
4. Servir y disfrutar de la mousse de cacao.

Nutrición:

- Calorías: 218
- Grasa: 23g
- Proteínas: 3g

50. Helado de Coco

Tiempo de Preparación: 3 minutos

Tiempo de Cocción: 0 minutos

Porciones: 2

Ingredientes:

- 2 tazas de leche de coco en lata
- ⅓ taza de estevia
- ⅛ cucharadita de sal
- 1 ½ cucharadita de extracto puro de vainilla o de pasta de vainas de vainilla
- Ingredientes opcionales para el sabor deseado

Instrucciones:

1. Asegurarse de utilizar leche de coco enlatada con toda la grasa.
2. También puedes utilizar las semillas de una vaina de vainilla en lugar del extracto.
3. Ahora, para hacer el helado, mezclar la leche con el Swerve, la sal y el extracto de vainilla.
4. Si tienes una máquina de helados, puedes simplemente batir siguiendo las instrucciones del fabricante.
5. Congelar la mezcla obtenida en bandejas de cubitos de hielo y, a continuación, batir en una batidora a alta velocidad; puede utilizar una Vitamix, por ejemplo.
6. Congelar el helado durante unos 30 minutos.
7. ¡Servir y disfrutar del helado!

Nutrición:

- Calorías: 283
- Grasa: 21.5g
- Proteínas: 3.2g

Conclusión

Mantener un peso saludable es importante para todo el mundo, pero si tienes diabetes, el exceso de peso puede dificultar el control de los niveles de azúcar en sangre y aumentar el riesgo de sufrir algunas complicaciones. Perder peso puede ser un reto adicional para las personas con diabetes.

Un estilo de vida estacionario es aquel en el que se permanece sentado una gran parte del día y se realiza una actividad física mínima. La conexión entre la conducta inactiva y el peligro de diabetes está simplemente demostrada.

El ejercicio físico amplía la afectabilidad de las células por la insulina cuando se hace ejercicio; se necesita menos insulina para que la glucosa de la sangre entre en las células. Numerosos tipos de movimiento físico disminuyen los niveles de glucosa en sangre en adultos prediabéticos que son robustos o tienen sobrepeso, contando el ejercicio vigoroso, la preparación de calidad y la preparación de estiramiento de alta potencia.

Un estudio de prediabéticos mostró que el ejercicio de alta fuerza expandió la insulina de forma efectiva en un 85% mientras que el ejercicio extremo tolerable la expandió en más de la mitad. Sin embargo, este impacto sólo se producía cuando hacían ejercicio.

Para mejorar la reacción de la insulina en los prediabéticos, esperaban consumir en cualquier caso 2.000 calorías por semana haciendo ejercicio.

No es muy difícil pensar en hacerlo si te propones hacerlo. Trata de localizar una acción física que aprecies y que normalmente adoptes y mantente en ella el mayor tiempo posible.

Dejar de fumar, aparte de los tumores de pulmón, mama, próstata, colon, garganta y tracto relacionado con el estómago, al igual que el enfisema y la enfermedad coronaria, se ha demostrado que hay conexiones entre el tabaquismo (y la introducción al humo reciclado) y la diabetes tipo 2.

El tabaquismo aumenta el riesgo de diabetes en un 44% en los fumadores habituales y en un 61% en los fumadores intensos (más de 20 cigarrillos al día), en comparación con los no fumadores, según una meta-investigación de unos cuantos estudios que, en conjunto, han incluido a más de un millón de fumadores.

Dejar de fumar disminuye este riesgo al cabo de un tiempo, pero no inmediatamente. La mayoría de las personas que desarrollan la diabetes de tipo 2 tienen sobrepeso o son muy robustas. Además, los individuos con prediabetes tienen, en general, grasa visceral, es decir, arrastran su exceso de peso alrededor de los órganos del centro y del estómago, por ejemplo, el hígado.

Los estudios han demostrado que el aumento de la grasa visceral avanza la oposición a la insulina, ampliando el peligro de la diabetes de manera significativa. Este peligro puede ser disminuido por la pérdida de peso, particularmente alrededor del centro.

Una investigación de más de 1.000 individuos encontró que por cada kilo (2,2 libras) que perdieron; su peligro de diabetes se redujo en un 16%.

Este examen encontró que la disminución más extrema de un peligro fue del 96%, es decir, perdió 6 kilogramos (13,2 libras).

Hay muchas formas sólidas de perder kilos mediante el ejercicio y la dieta.

Tienes numerosas alternativas dietéticas para explorar la dieta mediterránea, paleo, baja en carbohidratos, vegana. La mejor, tal vez, es la Dieta para Vencer la Diabetes.

Reduce la grasa en tu dieta. Como ya sabes, el principal impulsor de la diabetes tipo 2 es la grasa que obstruye los receptores de tus células musculares, de modo que la insulina no puede abrir las membranas celulares para permitir la entrada de la glucosa. La "solución" es desbloquear los receptores.

Dado que eres prediabético, la grasa está empezando a obstruir los receptores. Puedes desbloquear los receptores limitando la grasa que ingieres en tu dieta.

Para limitar la grasa, come: Asegúrate de que menos del 10% del contenido de cualquier alimento que comas provenga de grasa (lee las etiquetas) y reduce tu utilización de carne, huevos y productos lácteos, de forma razonable y céntrate en los alimentos dependientes de las plantas (productos de la tierra).

No puedes cambiar tu conducta pasada, ni tu edad, ni siquiera tus cualidades. Sin embargo, puedes conseguir mejorar tu estilo de vida, lo que comes y bebes, y cómo te cuidas.

Cuando la diabetes no está bien controlada, aumenta el riesgo de padecer varias enfermedades graves.

Pero el consumo de ingredientes que ayudan a mantener el azúcar en la sangre, la insulina y la infección concebible puede reducir drásticamente su amenaza de dolores de cabeza.

Sólo hay que tener en cuenta que, a pesar de que esos ingredientes también pueden ayudar a controlar el azúcar en la sangre, el elemento vital máximo en la gestión sana del azúcar en la sangre es seguir un plan de alimentación común nutritivo y equilibrado.

© Copyright 2020 -- All rights reserved.

The following Book is reproduced below with the goal of providing information that is as accurate and reliable as possible. Regardless, purchasing this Book can be seen as consent to the fact that both the publisher and the author of this book are in no way experts on the topics discussed within and that any recommendations or suggestions that are made herein are for entertainment purposes only. Professionals should be consulted as needed prior to undertaking any of the action endorsed herein.

This declaration is deemed fair and valid by both the American Bar Association and the Committee of Publishers Association and is legally binding throughout the United States.

Furthermore, the transmission, duplication, or reproduction of any of the following work including specific information will be considered an illegal act irrespective of if it is done electronically or in print. This extends to creating a secondary or tertiary copy of the work or a recorded copy and is only allowed with the express written consent from the Publisher. All additional right reserved.

The information in the following pages is broadly considered a truthful and accurate account of facts and as such, any inattention, use, or misuse of the information in question by the reader will render any resulting actions solely under their purview. There are no scenarios in which the publisher or the original author of this work can be in any fashion deemed liable for any hardship or damages that may befall them after undertaking information described herein.

Additionally, the information in the following pages is intended only for informational purposes and should thus be thought of as universal. As befitting its nature, it is presented without assurance regarding its prolonged validity or interim quality. Trademarks that are mentioned are done without written consent and can in no way be considered an endorsement from the trademark holder.

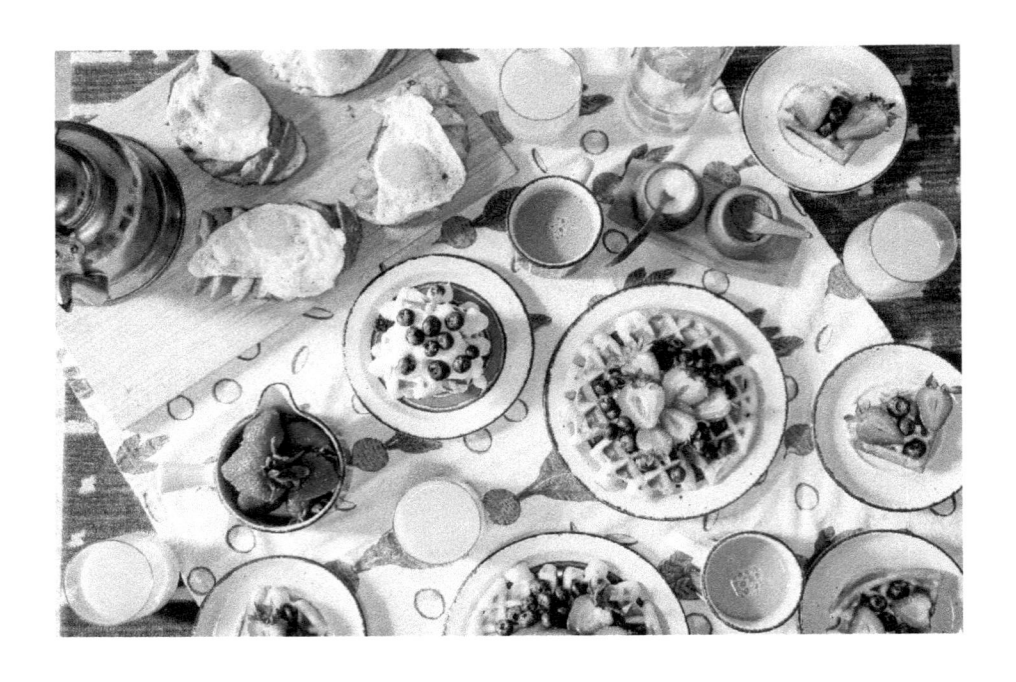